AF313063

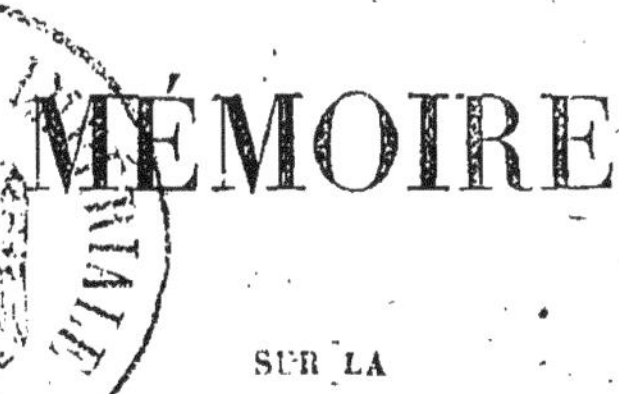

MÉMOIRE

SUR LA

LITHOTRITIE,

LU A LA SOCIÉTÉ DE MÉDECINE DE LYON,

Par M. BONNET,

PROFESSEUR DE CLINIQUE CHIRURGICALE,
EX-CHIRURGIEN EN CHEF DE L'HÔTEL-DIEU.

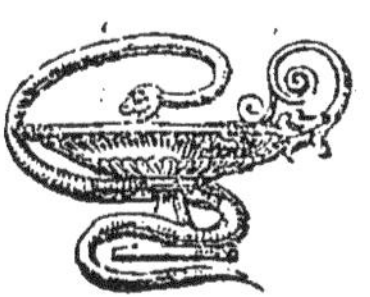

LYON,

IMPRIMERIE DE MARLE AÎNÉ,
RUE ST-DOMINIQUE, 13.

—

1846.

MÉMOIRE SUR LA LITHOTRITIE.

MÉMOIRE

sur

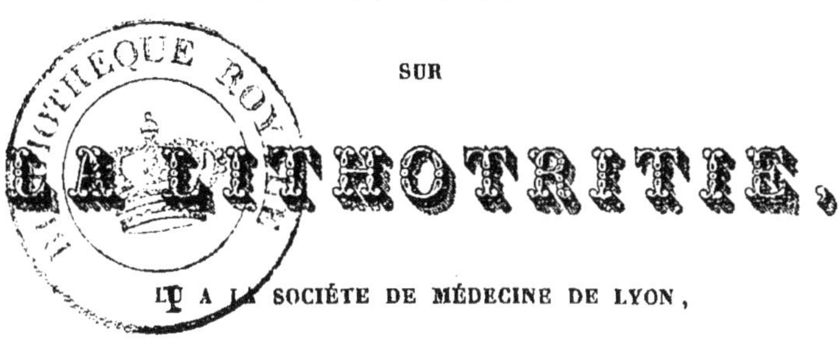

LA LITHOTRITIE,

LU A LA SOCIÉTE DE MÉDECINE DE LYON,

Par M. BONNET,

PROFESSEUR DE CLINIQUE CHIRURGICALE, EX-CHIRURGIEN EN CHEF
DE L'HÔTEL-DIEU.

J'ai eu l'honneur d'entretenir plusieurs fois la Société
de Médecine de la lithotritie. Dans une première commu-
nication, faite en 1840, je citai un certain nombre de
cas dans lesquels j'avais pratiqué avec succès le broiement de la pierre. Un an plus tard, j'ajoutai de nouvelles observations à celles que j'avais déjà fait connaître
à la Société. J'insistais dans ce nouveau mémoire sur les
difficultés auxquelles peut donner naissance l'arrêt dans
le canal de l'urètre des débris de calcul, et je faisais con-

1846

naître les résultats que j'avais obtenus de l'injection d'une solution faible d'acide hydrochlorique, lorsque des fragments de phosphate de chaux encombraient ce canal ; j'insistais surtout sur l'utilité des injections d'eau, faites à l'aide d'une sonde particulière dont je m'étais servi pour repousser dans la vessie des fragments que les efforts du malade ou l'action des instruments connus avait été impuissante à porter au dehors.

Ces observations de lithotritie terminées sans complication, ces recherches sur les moyens d'obvier à l'un des accidents qui peuvent suivre le broiement des calculs, semblaient propres à démontrer que cette opération était naturalisée à Lyon. Ma conviction à cet égard était d'autant plus entière que la Société de Médecine avait entendu dans d'autres séances l'histoire d'opérations de lithotritie, pratiquées par MM. Gensoul et Pétrequin, et que les opérations de ce genre faites par M. Gensoul ont été en grand nombre. Plusieurs de ces dernières, que j'ai suivies, et qui étaient pratiquées dans des cas très difficiles, ont été couronnées d'un plein succès.

Cependant une occasion récente étant venue démontrer que j'étais dans l'erreur en pensant que la lithotritie était considérée comme ayant pris rang dans la pratique lyonnaise, et plusieurs médecins m'ayant manifesté de nouveau leur étrange étonnement de ce que personne, suivant eux, ne s'occupait ici de cette grande conquête de la chirurgie moderne, je résolus d'appeler comme témoins de mes opérations les médecins de la ville et surtout les membres de cette Société. Aussi, dans trois lithotrities que j'ai eu l'occasion de pratiquer depuis six mois, ai-je eu soin de convoquer à chaque séance un certain nombre de confrères, et je puis faire appel ici au souvenir de plusieurs d'entre vous, en faisant l'histoire de ces trois cas dans lesquels, après un nombre de séances toujours considérable, puisque nous avons eu affaire à des pierres volumineuses, nous avons entièrement débarrassé les malades de leurs souffrances et des autres accidents qu'ils éprouvaient.

Pierre d'acide urique de 42 millimètres de diamètre. Vingt séances de lithotritie. —Guérison complète (1).

M. Louis Bouillet, âgé de 65 ans, ancien patron de bateaux sur le Rhône, éprouvait depuis cinq ans les symptômes de la pierre, lorsque la présence de celle-ci fut reconnue par M. Gensoul au commencement d'octobre 1845. Les douleurs déterminées par cette pierre étaient insupportables depuis deux ans;

______

(1) Les observations que l'on va lire sont celles que j'ai recueillies depuis la fin de l'année dernière, époque à laquelle je commençai à sentir la nécessité de rendre plusieurs confrères témoins de mes opérations de lithotritie. Le hasard a voulu que je n'aie eu à opérer pendant ce temps que des pierres volumineuses dont la destruction a exigé un grand nombre de séances. Ce serait bien à tort que l'on conclurait de ces faits que nous sommes toujours obligés de recourir à une semblable multiplicité d'opérations. Dans un grand nombre de cas dont j'ai donné l'indication dans mon Mémoire sur les calculs arrêtés dans le canal de l'urètre à la suite du broiement de la pierre, qui a été publié en 1842 dans ce Journal, un petit nombre de séances m'a

elles faisaient pousser des cris au malade, toutes les fois que l'urine était rejetée. La marche était presque impossible, et tous les mouvements imprimés au corps retentissaient douloureusement dans la vessie. La pierre, reconnue par M. Gensoul, était très-volumineuse, et comme le canal était peu dilaté, un mois à peu près fut consacré à l'introduction de bougies tous les trois ou quatre jours. Au commencement de novembre le broiement de la pierre fut commencé, et le 16 du même mois

---

soffi pour obtenir une guérison complète. Je rappellerai entre autres les observations suivantes :

M. Malagrin, de Tarare, que j'ai opéré à la maison de santé de Mlle Delaunay, rue du Plat, 1, fut débarrassé d'une pierre peu volumineuse en deux séances. Sa pierre était formée d'acide urique. Sa guérison s'est toujours bien maintenue.

Il en a été de même de M. David, de Carpentras, que j'ai opéré à la même époque chez Mlle Delaunay ; quatre séances suffirent pour sa guérison complète.

Le même nombre d'applications de la lithotritie a été également suffisant chez M. Vetar, demeurant rue Vieille-Monnaie, n. 25, et que j'ai opéré en 1843.

Dans le cours de la même année, j'ai pu briser et extraire en deux séances un calcul peu volumineux que portait M. Guigard, ancien supérieur du collége de Belley. Seul d'entre les malades que je viens de citer, il a eu depuis sa guérison des souffrances, du côté des voies urinaires, dues à de nouveaux graviers qui se sont formés dans les reins, mais qui ne se sont point arrêtés dans la vessie comme à l'époque ou le broiement devint nécessaire.

On voit par ces faits que dans ma pratique, comme dans ce'le de tous les lithotriteurs, le nombre des séances a varié suivant le volume des pierres à briser et à extraire, et dès-lors les observations qu'on va lire ne donnent l'idée que des cas difficiles dont j'ai été chargé.

cette opération avait été pratiquée trois fois. Quelques fragments d'acide urique durs avaient été rendus après chaque opération. M. Gensoul ayant été obligé de quitter Lyon pour pren-
dre quelque repos, me confia ce malade. Je lui donnai des
soins, à partir du 16 novembre 1845, jusqu'au 5 janvier 1846,
c'est-à-dire pendant cinquante jours à peu près. Dans cet inter-
valle, je lui pratiquai dix-sept opérations qui, réunies aux trois
que M. Gensoul lui avaient déjà faites, portent à vingt le nombre des séances qui furent nécessaires pour briser et évacuer
complètement sa pierre. Ces séances furent toutes douloureuses,
et jusqu'à la fin le malade poussa des cris pendant qu'on intro-
duisait les instruments et qu'on cherchait la pierre dans la
vessie. Cependant il ne lui arriva que deux fois d'éprouver des
frissons et de la fièvre à la suite de ces opérations.

Dans les premières séances, j'étais obligé d'opérer sur la vessie presque entièrement privée de liquide. Cet organe était si
irritable que l'on ne pouvait y injecter un centilitre d'eau. Le malade éprouvait plus de souffrance d'une tentative d'injection,
que de la lithotritie elle-même. Cependant, peu à peu cette sen-
sibilité alla en diminuant, et dans les dix dernières séances je
pus introduire un décilitre et demi de liquide. La masse des débris que rendit le malade fut si considérable, que, malgré les
pertes qu'il fit nécessairement, les fragments desséchés rempli-
rent jusqu'au goulot une fiole de sirop. Dans les premiers temps
la pierre fut saisie sous le diamètre de 42 millimètres. Il
fallut plusieurs fois un grand nombre de coups de marteau
pour la briser. Le seul accident qui vint traverser son opération fut le gonflement inflammatoire des testicules. Vers le milieu de novembre, c'est-à-dire après la huitième séance, le
testicule du côté droit devint le siége d'une vive inflammation ;
celle-ci fut combattue par les moyens ordinaires, et nous força
d'interrompre l'opération pendant huit jours. Le testicule du
côté gauche s'enflamma également vers la fin du traitement,
mais cet accident fut de peu d'importance, et n'apporta qu'un
retard de deux jours dans la reprise des séances.

Cette opération a été suivie par un grand nombre de méde-

cins. Voici le nom de ceux qui ont bien voulu assister à quelques-
unes des séances de lithotritie qui ont eu lieu à la maison de santé
de Mlle Delaunay : MM. Dubreuil, de Montpellier, Janson,
de Polinière, Imbert, Morel, Cliet, Perrin, Gignoux, Tissot,
Lacour, Girin, Desthevenin, etc.

Lorsque je cessai de reconnaître la présence des pierres dans
la vessie, je fis constater la guérison par MM. les docteurs Janson
et Tissot. Du reste les urines étaient redevenues parfaitement
limpides, sans aucune trace de catarrhe ; le malade n'éprouvait
plus aucune douleur, même en faisant des courses de trois
quarts d'heure à une heure. Il se plaisait à sauter, pour montrer
combien ses mouvements étaient devenus faciles, et la nuit il
pouvait reposer sans être obligé de se lever, comme il le
faisait auparavant.

Le 10 janvier ce malade a quitté Lyon ; j'ai eu fréquemment de
ses nouvelles : le temps n'a fait que confirmer sa guérison.

Le 27 mars il revint me voir : sa santé était excellente, tout
indiquait chez lui le rétablissement le plus complet des forces.
Il avait repris ses affaires, et il les poursuivait avec une grande
activité, sans que les courses à pied, les longs voyages, comme
celui de Lyon à Marseille, qu'il venait de faire, l'eussent fatigué
le moins du monde. Sa satisfaction était portée au comble.

Cette observation est remarquable par le succès obtenu dans un cas où une pierre du volume d'un œuf de
poule, et d'une grande dureté, existait dans une vessie
tellement irritable, qu'elle ne pouvait contenir que quelques centilitres de liquide. On voit par les exemples
de ce genre que, grâce à la puissance des instruments
dont on peut disposer, à l'écartement que l'on peut éta-
blir entre leurs branches, des pierres d'un volume et
d'une dureté considérable peuvent rentrer dans le do-
maine de la lithotritie, pourvu que les malades, bien

constitués, n'aient pas une disposition aux inflammations vives de vessie et à l'état adynamique qui en est ordinairement la conséquence.

On peut suivre, dans le cours de l'observation, la diminution graduelle de l'irritabilité de la vessie, à mesure que les fragments de pierre ont été enlevés : sur la fin de l'opération nous pouvions faire pénétrer un décilitre et demi de liquide dans la vessie ; au début nous pouvions introduire à peine la dixième partie de cette quantité; peu à peu la cavité vésicale a pu recevoir une proportion graduellement croissante de liquide, circonstance favorable, qui rendait de plus en plus facile le jeu des instruments et diminuait la douleur que produit leur manœuvre.

En analysant les débris du calcul extrait chez monsieur Bouillet, j'ai reconnu qu'ils étaient formés surtout d'acide urique et d'urate de soude, sans phosphate calcaire. Dans ce genre de calcul on trouve assez fréquemment la vessie exempte de catarrhe; il n'en est pas de même pour les calculs de phosphate de chaux. Ces derniers, produits par le dépôt des mucosités catarrhales bien plus que par les sels contenus dans les urines, coïncident toujours avec une altération de la muqueuse vésicale. Cet état s'observait chez le second malade dont j'ai à vous présenter l'histoire ; son observation est remarquable par la facilité du succès obtenu sans aucun accident chez un vieillard qui, arrivé à l'âge de soixante-quinze ans, semblait avoir dépassé l'époque où des opérations peuvent être tentées avec chance de succès.

Pierre de phosphate de chaux de 28 millimètres de diamètre. — Treize séances de lithotritie. — Guérison complète.

M. Manissier, âgé de 75 ans, vint me consulter, à la fin de février 1846, pour de vives douleurs qu'il éprouvait en urinant et lorsqu'il faisait une course un peu prolongée. Le 1er mars je reconnus chez lui la présence d'une pierre ; le 3, j'injectai de l'eau tiède dans la vessie ; celle-ci en admit sans douleur un décilitre 1/2. Le 5, je fis une première séance de lithotritie : à part un léger frisson que le malade eut dans la soirée, aucun accident ne suivit cette opération. J'avais cassé deux fois la pierre avec le pignon, sous le diamètre de deux petits travers de doigt. Le 7, en présence de M. Giraud, je cassai de nouveau la pierre deux fois, en me servant du marteau. Cette séance fut suivie de deux accès de frisson dans la soirée ; elle avait été un peu plus douloureuse : la nécessité de laisser reposer le malade me fit différer une nouvelle séance jusqu'au 12 mars. Ce jour-là la pierre fut saisie trois fois, sous le diamètre de 20, 17 et 13 millimètres, avec le lithotriteur à cuiller. Je reconnus, dans ces manœuvres, une pierre beaucoup plus volumineuse que celle que j'avais pu saisir jusque-là, et qui, prise un instant, échappa lorsque je rapprochai les mors de l'instrument. Cette séance fut pratiquée en présence de MM. les docteurs Polinière et Laboré.

Le 16 mars, je repris le lithotriteur fenêtré, afin de saisir le gros fragment dont j'avais reconnu la présence dans la séance antérieure. Ce fragment fut saisi sous le diamètre de 28 millimètres ; il ne put être brisé qu'à l'aide du marteau. Cette séance fut suivie de l'évacuation d'une quantité plus considérable de fragments que les séances antérieures. Elle fut pratiquée en présence de M. le docteur Teissier.

Le 19 mars, cinquième opération. La pierre fut saisie trois fois sous les diamètres de 12, 9, 13 millimètres. Le gros fragment m'échappa de nouveau. Cette séance fut pratiquée en présence de MM. Dauvergne et Favre ; comme les suivantes, elle fut suivie de la sortie par les urines d'un grand nombre de graviers.

Le 22 mars, j'introduisis deux fois le lithotriteur à cuiller, et je brisai sept fois la pierre, sous les diamètres de 10 à 25 millimètres. MM. Rougier et Morel assistaient à cette opération.

Le 25 mars, séance semblable à la précédente, en présence de MM. Pointe et Vidal.

Le 28, je continuai à me servir du lithotriteur à cuiller, et je le retirai chargé de détritus après avoir brisé huit fois la pierre, sous des diamètres variables de 6 à 22 millimètres. Ces trois dernières séances ne furent suivies d'aucune fièvre ; après chacune d'elles, le malade rendit de nombreux fragments, et le catarrhe vésical commença à diminuer.

Le 31 mars, l'opération fut pratiquée en présence de MM. les docteurs Ravinet et Colrat jeune. Deux cuillères furent retirées pleines de détritus. Les jours suivants, le malade ne rendit aucun débris, quoique la pierre dût être réduite en fragments très-petits, et que le p'us gros des fragments resté dans la vessie eût été brisé dans la dernière séance, sous le diamètre de 22 millimètres.

Le 4 avril, nouvelle séance faite en présence de MM. les docteurs Imbert et Keisser. La pierre ne fut jamais saisie sous un diamètre de plus d'un centimètre. J'introduisis et je retirai trois fois des cuillères pleines de detritus. Le malade souffrit peu de cette opération, comme des précédentes ; il n'eut plus aucune fièvre, et ses douleurs de la vessie diminuèrent sensiblement.

Le 7 avril, j'opérai en présence de MM. les docteurs Mermet et Perrin ; le 9, en présence de M. le docteur Pasquier ; le 12, avec l'aide de M. Mercier, et le 14, en présence de M. Ginet. Dans toutes ces séances je retirai trois cuillères chargées de détritus ; à la fin de la dernière, je sentis que la vessie était libre.

Le 16, j'examinai le malade avec M. Richard, de Nancy. Le bec de l'instrument tourné dans tous les sens ne put saisir que quelques fragments presque imperceptibles.

Le 18, je constatai que la vessie ne contenait plus aucune

trace de calcul. Le catarrhe vesical n'avait pas complètement disparu, mais le malade avait pu marcher plusieurs fois pendant plus de demi-heure, sans éprouver aucune souffrance.

Avant son départ pour la campagne, M. Manissier fit dans la ville de longues courses à pied et en voiture. Ces courses, qui avant l'opération étaient très-douloureuses, ne réveillaient plus aucune souffrance. Depuis son retour à St-Cyr, il a repris la vie active à laquelle il était habitué. Je l'ai revu plusieurs fois, et j'ai eu de ses nouvelles par ses enfants : sa guérison était complète. Il peut se livrer aux travaux des champs, sans éprouver aucune douleur dans les voies urinaires, et sa santé est aussi parfaite que possible.

Les deux cas dont je viens de parler offrent des exemples de lithotritie dans lesquels on est arrivé à une guérison complète, avec du temps, et un grand nombre de séances, il est vrai, mais sans être arrêté par aucun accident.

Nous avons été moins heureux dans le cas qui me reste à exposer. L'inflammation aiguë du testicule, compliquée d'une cystite très intense, s'est développée après la seconde séance de lithotritie, et pendant un mois nous avons été obligés de suspendre toute tentative d'opération. Les moyens que nous avons mis en usage pour combattre les graves complications qui se sont développées dans ce cas, ont été suivis de succès, et nous avons pu terminer heureusement une opération commencée au milieu des difficultés les plus grandes. Ces circonstances nous paraissent appeler sur cette observation un intérêt plus grand que sur celles qui viennent d'être rapportées.

Pierre d'acide urique de 30 millimètres de diamètre. — Dix-sept séances de lithotritie. — Cystite aiguë combattue par divers moyens et en particulier par l'évacuation souvent répétée de l'urine à travers la sonde. — Guérison.

M. B., pharmacien, âgé de 62 ans, rendit des graviers d'acide urique à diverses reprises, entre sa 56me et sa 59me année. L'excrétion de graviers ayant cessé à cette époque, il devint sujet à des douleurs qui se faisaient sentir avec une intensité graduellement croissante, lorsqu'il urinait et lorsqu'il faisait une course un peu longue à pied ou en voiture. Ces symptômes lui firent soupçonner la présence d'une pierre, et, à l'âge de 62 ans, celle-ci fut constatée pour la première fois par M. Ségalas.

Le 3 mars 1846, je vérifiai ce diagnostic. Les deux premières semaines pendant lesquelles le malade fut soumis à mon observation furent consacrées à préciser les conditions dans lesquelles se trouvait la pierre, et à dilater et agrandir le canal trop étroit pour admettre facilement les instruments destinés à la lithotritie. Je reconnus, dans les explorations que je fis pendant ce temps, que la pierre pouvait être saisie sous le diamètre de 3 centimètres, et qu'elle faisait entendre un bruit très-sec lorsqu'elle était percutée par un instrument métallique. La vessie admettait facilement l'injection d'un décilitre de liquide. L'urine paraissait normale et était seulement chargée de quelques mucosités. L'entrée de l'urètre était si étroite qu'elle ne pouvait admettre que des sondes de 3 à 4 millimètres de diamètre. Je fus obligé de l'inciser largement, et je ne m'arrêtai dans ce debridement que lorsque je me fus assuré que les plus gros instruments de lithotritie pouvaient franchir le meat urinaire. Je joignis à cette préparation l'introduction de temps en temps répétée de sondes dans le canal et d'injections dans la vessie, afin de diminuer l'irritabilité de ces organes et les familiariser avec les instruments que je devais faire agir dans leur cavité.

Le 19 mars, je pratiquai une première séance de lithotritie. Je saisis et j'écrasai trois fois la pierre avec le lithotriteur fenêtré, sous les diamètres de 30, 15 et 10 millimètres. Le pignon suffit pour déterminer la fracture de la pierre, sans qu'il fût nécessaire de recourir au marteau.

Aussitôt après cette séance, le malade rendit quelques fragments que leurs caractères extérieurs firent reconnaître comme étant composés d'acide urique.

Le 22 mars, deuxième séance. L'opération fut très-pénible. Le liquide ne pénétra qu'incomplètement dans la vessie et je ne pus qu'entr'ouvir le lithotriteur. Toutefois la pierre fut brisée trois fois sous le diamètre d'un centimètre à peu près. Cette séance douloureuse fut suivie d'un écoulement de sang qui rendit les urines sanguinolentes pendant 24 heures. Un frisson se développa au bout de ce temps et fut suivie d'une fièvre continue. Toutefois, le malade put se lever le 24 et le 25. Le 26, il se froissa le testicule du côté droit contre les parois du vase, dans des efforts violents qu'il fit pour aller à la selle ; une orchite intense fut la suite immédiate de cette contusion. Je la combattis par des applications d'opium, des sangsues au pli de l'aine, le repos au lit, etc. Cet accident, joint au catarrhe de la vessie, à une fièvre continue qui avait fait invasion lors de l'inflammation du testicule, m'engagèrent à différer toute tentative nouvelle de lithotritie et à insister sur le séjour au lit, les cataplasmes, les lavements émollients, les émulsions camphrées, etc.

Le 29, le malade prend un bain de deux heures. Pendant ce temps il n'éprouve aucune douleur, mais dès qu'il est rentré dans son lit, le besoin d'uriner se renouvelle à chaque instant. L'excrétion du liquide ne se fait que par un jet étroit et souvent interrompu. Les douleurs sont si vives qu'elles arrachent souvent des cris au malade, qui est cependant plein de résolution et de courage.

Le 30, ces symptômes persistent avec une intensité qui paraît toujours croissante. Je me décide alors à une médication active, propre à conjurer les graves accidents qui paraissent menacer l'existence.

J'introduis deux fois ma sonde à injection et je tâche, en poussant à deux reprises un flot de liquide dans la vessie, de repousser un fragment que je supposais arrêté dans le canal. Je fais ensuite pénétrer une sonde à travers laquelle s'écoule tout le liquide de l'injection. Après ces opérations le malade est soulagé, il cesse d'éprouver ce sentiment de piqûre dans le canal qu'il ressentait à chaque mouvement, et qui contribuait à m'y faire présumer la présence de quelques graviers. Cependant ce soulagement n'est pas de longue durée: pendant dix heures, toute excrétion de liquide est impossible, et les efforts inutiles que fait M. B. renouvellent toutes ses crises. Un demi-grain d'opium en deux pilules ne produit aucun effet appréciable.

Le 31, j'imagine de donner un purgatif, me fondant sur cette idée que les urines exhalant une odeur ammoniacale, il pourrait y avoir, comme dans les cas de résorption, une accumulation de matières fétides dans les intestins. Cette purgation détermina cinq selles ; aussitôt après, le malade, qui, depuis six jours, n'avait point rendu de graviers, put rejeter 8 à 10 fragments plus gros qu'aucun de ceux qu'avait produits la première séance. La sortie de ces fragments et l'effet de la purgation firent tomber momentanément la fièvre, l'excrétion de l'urine devint facile, et, la nuit suivante, le malade put la garder pendant neuf heures. Le calme se rétablit. Pendant trois jours, je restai sans inquiétude ; mais, vers le 4 avril, je commençai à être frappé des vives douleurs que le malade éprouvait en urinant, de la diminution des urines et de l'odeur forte qu'elles répandaient. Tous ces symptômes devinrent plus évidents le 5 ; la fièvre était continue. Le 4 au soir, il s'était manifesté des frissons, les forces se perdaient tous les jours, et tout me faisait craindre l'invasion de l'une de ces inflammations des reins qui entraînent l'état adynamique et consécutivement la mort. Le 6, je fus confirmé dans ces craintes par des douleurs que le malade me dit ressentir dans les reins toutes les fois qu'il faisait une inspiration un peu étendue. Après m'être assuré par l'introduction de la sonde que le canal était libre, je reconnus que la vessie contenait plus d'un décilitre de liquide, quelque temps après que le malade avait uriné. J'en conclus que la vessie ne se débarrassait qu'incomplétement et que l'emploi de la sonde était indispensable. Je regardai aussi comme nécessaire d'employer les préparations de quina propres à combattre la fièvre. J'insistai surtout sur les lavements avec la décoction de 15 grammes de quina et d'un gramme de carbonate de soude. Ces moyens furent mis en usage le 6, le 7 et le 8. Ils eurent pour résultat de calmer presque entièrement les douleurs. Mais la fièvre revint avec des frissons, le 6 et le 8 : le 6, dans la soirée, et le 8 sur les 9 heures du matin. Le 9, je joignis le quina à l'intérieur avec les lavements de cette substance.

Malgré l'emploi de ces moyens, il y eut des frissons suivis de sueurs le 9 et le 10. Ce jour-là, le malade s'aperçut d'une éruption générale sur les membres inférieurs. Cette éruption me parut le lendemain formée par un épanchement de sang, comme on le voit dans le *purpura hemorrhagica* ; du reste les urines étaient médiocrement troubles et légèrement acides.

Les 11, 12, 13, 14, il n'y eut plus de frissons. Ceux-ci ne reparurent que le 15 au soir. La seule cause qui ait semblé leur donner naissance fut la fatigue qu'éprouva M. B. après être resté levé pendant six heures et avoir fait quelques pas dans sa chambre. Pendant ces quatre jours, durant lesquels j'avais cessé d'introduire la sonde, les besoins d'uriner étaient devenus très-rapprochés et la sortie de l'urine extrêmement douloureuse.

Les 16, 17 et 18, je pratiquai le cathétérisme deux ou trois fois dans la journée. Lorsque la vessie avait été vidée à son aide, le malade restait 6 à 7 heures sans souffrir; tandis que s'il urinait sans le secours de l'instrument, les besoins se reproduisaient une ou deux heures après et l'excrétion de l'urine était extrêmement douloureuse.

Le 20, un mois après la longue interruption que nous avions été obligés de mettre entre les séances, nous pûmes reprendre la lithotritie. Je saisis deux fois la pierre sous le diamètre d'un

centimètre à peu près, et plusieurs fois sous des diamètres plus
petits. Cette séance ne fut que peu douloureuse; cependant, dans
la journée, le malade n'ayant pas voulu se sonder afin de pouvoir rendre plus aisément les débris de la pierre, eut des besoins d'uriner presque toutes les demi-heures, et des crises de
souffrance extrêmement vives; dans la soirée, il eut un frisson
de demi-heure et de la fièvre consécutive. Dès le lendemain,
le 21 et le 22, le malade fit constamment usage de la sonde; il
cessa de souffrir, et la fièvre s'apaisa graduellement; une seule
fois il essaya d'uriner, mais les vives souffrances qu'il ressentit
pendant ses efforts l'engagèrent à insister sur l'usage de la
sonde; il ne s'échappa que des débris de pierre extrêmement
ténus.

Le 23, séance avec un instrument fenêtré de grosseur
moyenne; la pierre fut saisie quatre fois sous des diamètres de
un à quatre centimètres. Aussitôt après cette séance, se mani-
festèrent des coliques extrêmement douloureuses qui jetèrent le
malade dans une anxiété extrême. Nous reconnûmes que ces
coliques étaient venteuses et de même nature que celles que
M. B. avait éprouvées quelquefois auparavant. Elles diminuèrent durant la nuit par l'évacuation d'une assez grande quantité
de gaz, mais elles se prolongèrent encore pendant deux jours,
quoique avec moins d'intensité. La sonde fut toujours nécessaire, le malade éprouvant d'atroces douleurs lorsqu'il n'en
faisait pas usage.

Le 28 avril, je pus reprendre les séances; je commençai à
me servir du lithotriteur à cuiller. La pierre fut saisie et brisée
cinq fois; le plus gros fragment avait 20 millimètres. Cette
séance ne fut suivie d'aucune fièvre, ce fut la première fois
qu'elle eut une suite aussi simple.

A partir de ce moment jusqu'au 12 juin, époque à laquelle
je pratiquai la dernière séance, je poursuivis l'opération que
j'avais commencée au milieu de tant de difficultés, sans qu'aucun accident vînt m'arrêter de nouveau. Les séances eurent lieu,
à peu près de quatre en quatre jours, les 1er, 6, 10, 13, 16,
20, 24, 26 et 31 mai, ainsi que les 4, 8 et 12 juin : dix-sept

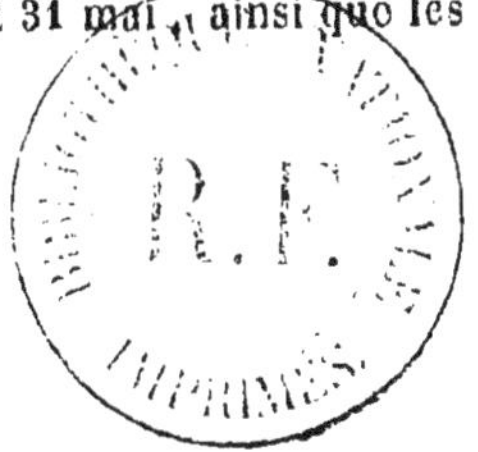

séances furent ainsi nécessaires pour la destruction et l'évacuation complète de cette pierre. Ce grand nombre de séances, le temps si long qu'a nécessité l'achèvement de l'opération, dépendirent de l'impossibilité où était le malade de rejeter spontanément autre chose que la poussière qui restait dans la vessie : jamais les fragments, qui dépassent souvent la grosseur d'une lentille et que rendent ordinairement les malades, ne furent spontanément évacués. La presque totalité de la pierre dut être pulvérisée entre les mors des lithotriteurs à cuiller et remenés à leur aide. Dans chaque séance je broyais la pierre six à huit fois, j'introduisais et retirais d'abord un, puis deux et enfin trois lithotriteurs. Quand la facilité plus grande de la manœuvre me permit de faire ainsi usage successivement de trois instruments dans la même séance, je retirais immédiatement jusqu'à un gramme et demi de détritus. L'évacuation incomplète des débris de pierre assez pulvérisés pour être rejetés par les urines, dépendit sans doute du faible ressort dont jouissait la vessie fatiguée par l'inflammation dont elle avait été le siége. Jusqu'aux dernières séances le malade ne pouvait uriner spontanément sans le secours de la sonde ; seulement, à mesure que l'on s'éloignait du moment où la lithotritie avait été pratiquée, l'évacuation de l'urine devenait de moins en moins difficile, mais sans s'accomplir d'un seul jet et avec la facilité qui appartient à l'état normal.

Quoi qu'il en soit, dans les trois dernières semaines de l'opération, les douleurs diminuèrent graduellement, le malade put reprendre ses occupations et faire des courses en ville. Le jour même des séances il pouvait se lever et aucun accès de fièvre ne se manifestait. Peu à peu il put se coucher sur les côtés et même sur le ventre, ce qui lui était auparavant impossible sans souffrir vivement. Les urines devinrent de plus en plus normales, et, à partir de la dernière séance, il put faire sans douleurs des courses à pied et en voiture et dormir toute la nuit sans être obligé d'uriner. Les douleurs vésicales ont complètement disparu, et sa guérison serait complète s'il n'était resté de la difficulté dans l'excrétion de l'urine et une lenteur dans les digestions, que j'ai regretté de ne pouvoir combattre par l'usage, à la source, des eaux de Vichy. Ce moyen a été souvent très utile pour faire disparaître tous les malaises consécutifs à l'opération de la lithotritie.

Cette observation nous conduit à traiter de la cystite aiguë qui peut survenir dans le cours d'une lithotritie, et qui en forme incontestablement la complication la plus à craindre et la plus difficile à combattre. Tous les auteurs qui ont écrit sur la lithotritie, se sont bornés à signaler les précautions qui, dans la manœuvre opéraratoire, paraissent les plus propres à prévenir cette grave inflammation. Mais s'il est utile de s'opposer à l'invasion des accidents qui peuvent se manifester dans le cours d'une opération, il n'importe pas moins d'être arrêté sur les moyens de combattre ceux-ci, lorsqu'on n'a pas été assez heureux pour les prévenir. Or, que faire dans les inflammations aiguës de la vessie, qui surviennent à l'époque où une pierre, brisée en plusieurs fragments et incomplètement extraite, irrite les parois vésicales ? Il faut, d'après les auteurs, suspendre toute tentative d'opération et recourir à l'emploi des narcotiques, spécialement de l'opium en lavement et à l'intérieur, aux applications de sangsues et aux émollients en cataplasmes, en boisson et en bains.

Quoique ces moyens puissent rendre incontestablement des services, il est certain qu'ils échouent souvent, comme nous l'avons vu chez M. B., et plusieurs d'entre eux peuvent avoir de graves inconvénients. Ainsi l'opium et les antiphlogistiques, peuvent faciliter cet état adynamique dans lequel les malades, surtout à un certain âge, ont tant de dispositions à tomber dans les affections graves des voies urinaires. Les bains, comme dans le cas qui vient d'être rapporté, après avoir soulagé momentanément les malades, exaspèrent étrangement leurs douleurs par les besoins fréquents d'uriner qu'ils excitent.

Que faire dans les cas où ces moyens, généralement conseillés, n'arrachent pas les malades aux crises douloureuses que provoque à chaque instant l'excrétion d'urine, et à ces accès de frisson et de fièvre qui se succèdent à des intervalles plus ou moins rapprochés ? Evidemment, il faut recourir aux préparations de quina à l'intérieur et en lavement, pour combattre les symptômes de fièvre pernicieuse intermittente et l'état adynamiques qui ne tarde pas à en être la suite. Cette conduite a été suivie dans le cas qui vient d'être rapporté, mais, il faut le dire, sans que des changements évidents aient paru en être la conséquence. Le seul moyen qui nous ait bien réussi et qui, jusqu'à la fin du traitement, ait prévenu le retour des crises, est l'introduction de la sonde quand le malade avait un besoin pressant d'uriner.

Sans aucun doute, ce cathéterisme serait nuisible si le besoin d'uriner, qui se reproduit quelquefois toutes les cinq ou dix minutes dans les cystites aiguës, devait être attribué, comme on est disposé à le croire, à ce que la vessie revenue sur elle-même peut à peine contenir quelques gouttes de liquide; mais, ainsi que je l'ai constaté chez M. B., la vessie enflammée peut contenir plus d'un décilitre d'urine, et les efforts que répète à chaque instant le malade, n'ont pas d'autre cause que la distension de la poche urinaire par le liquide dont elle ne peut se débarrasser qu'incomplètement dans cet état. Le séjour dans un bain, loin de soulager le malade, augmente ses souffrances, parce qu'il augmente la sécrétion urinaire, et, par suite, la distension de la vessie. Les antiphlogistiques, les émollients, les narcotiques, doivent être également inutiles. Il est évident qu'il faut pratiquer l'évacuation artificielle du liquide, et que, par ce moyen seul on peut diminuer les douleurs du malade. Les avantages de cette pratique, que nous regrettons de n'avoir essayée que dans le cas dont il vient d'être question, ont été démontrés de la manière la plus évidente. Dès le moment où je commençai à y avoir recours, un soulagement immédiat en fut la suite, et, pendant tout le cours du traitement, on put procurer au malade un soulagement de six heures toutes les fois qu'on le sondait; il fallait pour que les besoins d'uriner se fissent sentir de nouveau, qu'une quantité de liquide égale à celle qui avait été évacuée, eût eu le temps de se reproduire (1).

(1) La lecture de ce Mémoire à la Société de Médecine a été suivie d'une discussion dans laquelle nous avons été heureux d'entendre notre honorable maître, M. Viricel, donner son approbation à la doctrine que nous avons soutenue sur la nécessité de pratiquer le cathéterisme dans certains cas de cystite consécutifs à la lithotritie.

Les beaux résultats que M. Viricel a obtenus de l'opération de la taille sont connus dans la science. On sait que cet habile opérateur a été assez heureux pour compter, dans le cours de sa majorité à l'Hôtel-Dieu de Lyon, une série de cinquante-sept succès non interrompus de revers. Constamment il sondait les malades à travers la plaie du périné, lorsque, peu de temps

C'est à ce moyen que j'attribue d'avoir pu terminer heureusement une opération dans laquelle j'ai craint longtemps un insuccès, et si le même accident se reproduisait de nouveau, je n'hésiterais pas à vérifier de suite si les besoins fréquents d'uriner ne sont pas la conséquence d'une rétention d'urine amenée par l'irritation de la vessie ou le gonflement de la prostate.

Une des lacunes les plus importantes à combler dans l'histoire de la lithotritie, c'est l'étude des moyens de combattre les accidents qui peuvent se développer dans son cours. Ses adversaires ont parlé de ces accidents consécutifs pour la déprécier, pour la faire proscrire ou en limiter étrangement les cas d'application. Ses partisans, et surtout ceux qui la pratiquent, ont insisté sur cette idée, qu'en opérant à leur manière on pouvait prévenir toutes les complications. Ils n'avaient garde de dire comment ils avaient combattu celles-ci, car c'eût été supposer qu'ils les avaient rencontrées dans leur pratique. Au point où nous sommes arrivés, la question doit sortir de ces étroites limites. La lithotritie a triomphé de tous les obstacles opposés à ses développements; elle a pris un

après l'opération, il remarquait des douleurs et de la tension dans le bas-ventre, accompagnées d'une sortie insuffisante de l'urine; il a vu, dans plusieurs cas de ce genre, la sonde donner issue à une grande quantité de liquide, que la contraction de la vessie était impuissante à rejeter. Par-là il a prévenu les infiltrations d'urine, toujours à craindre après l'opération de la taille, et il a souvent réussi à calmer immédiatement des accidents qui prenaient un accroissement rapide et paraissaient menacer l'existence du malade.

rang définitif dans la pratique ; et si des accidents peuvent en être la conséquence, il faut en tenir compte non
pour proscrire la méthode, mais pour les étudier et cher-
cher à les combattre. C'est là un des points dont je me
suis spécialement occupé, comme le prouve ce Mémoire
et celui que j'ai eu l'honneur de vous lire, il y a quelques
années, sur les moyens de débarrasser le canal des graviers qui peuvent l'encombrer. C'est en suivant cette
voie qu'il y a peut-être à glaner encore après la riche
moisson qu'ont faite nos devanciers.

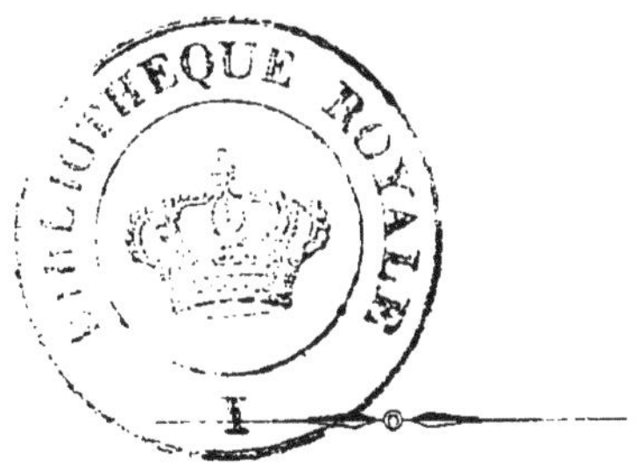

Lyon, Imp. de Marle, rue St-Dominique, 13.

www.ingramcontent.com/pod-product-compliance
Ingram Content Group UK Ltd.
Pitfield, Milton Keynes, MK11 3LW, UK
UKHW021641130726
13696UKWH00005B/2333